# Heilfasten

## Entgiftung & Reinigung für Körper, Geist und Seele

Auflage  2016 Juni
ISBN-13: 978-1535106306
ISBN-10: 1535106301

Copyright © 2016 Mira Brand

Webseite  www.mira-brand.de
Email: mira@mira-brand.de
Infos zu Impressum:
Mira Brand
c/o Autoren.Services
Zerrespfad 9
53332 Bornheim
Gestaltung : Martin Müller
Bilder: Kozzi.com Photography

Newsletter Eintrag für Neuerscheinungen,
bitte per Email Anfrage an:
newsletter@mira-brand.de

# Heilfasten

## Entgiftung & Reinigung für Körper, Geist und Seele

# Inhaltsverzeichnis

# Vorwort

Vielen Dank, dass Du Dich für "Heilfasten – Entgiftung & Reinigung für Körper, Geist und Seele" entschieden hast!

Dieser kleine Ratgeber ist eine praktische Einführung in das Thema fasten und möchte Dich bei der Vorbereitung Deiner ersten Fastenkur unterstützen. Darum habe ich für Dich in diesem Buch wichtige Hintergrundinformationen rund ums Fasten zusammengetragen: Was bedeutet es überhaupt, zu fasten? Darf ich fasten? Was passiert in meinem Körper, wenn ich mehrere Tage lang nichts esse? Diese und noch viele andere Fragen beantworten Dir die folgenden Kapitel.

Am Ende dieses Buches findest Du zudem einen nützlichen Fastenplan, den Du als Vorschlag betrachten kannst, um Deine eigene Fastenwoche zu planen und zu gestalten.

Bitte beachte, dass nur gesunde Menschen selbstständig fasten dürfen. Wenn Du chronisch krank bist, Medikamente nimmst oder Dich nicht fit genug fühlst, fastest Du am besten in einer speziellen Fastenklinik. Solltest Du Dich während des Fastens plötzlich krank fühlen oder Dir etwas merkwürdig erscheinen, zögere nicht, einen fastenerfahrenen Arzt aufzusuchen

Ich wünsche Dir viel Freude mit diesem Büchlein und eine wunderbare Fastenwoche!

# Fasten – was ist das überhaupt?

Was kommt Dir als erstes in den Sinn, wenn Du ans Fasten denkst?

Wahrscheinlich fallen Dir als erstes Verzicht, Diät oder Hungern ein, möglicherweise auch Detox oder Entgiftungskur, oder das Fasten als fester Bestandteil mancher Religionen. Damit haben wir schon viele wichtige Punkte genannt, die wir nun einmal näher betrachten wollen.

Das Wort "Fasten" kommt aus dem Althochdeutschen und bedeutet eigentlich nur "an etwas festhalten", also etwa an dem Entschluss oder religiösen Gebot, auf etwas zu verzichten. Fasten ist in beinah allen Kulturen und Religionen ein wichtiges Element und das schon seit Menschengedenken. Der Gläubige dankt Gott dafür, genug Nahrung zur Verfügung zu haben und erlangt neue Demut und Bescheidenheit. Die innere Einkehr, das Gebet oder die Meditation wird nicht durch Nahrungsaufnahme unterbrochen. Daraus entstand sich die Vorstellung dass man nur durch Fasten Gott wirklich nah sein oder eine neue Bewusstseinsebene erreichen könne.

Es gibt zahlreiche Spielarten des Verzichts, der zu den unterschiedlichsten Jahreszeiten und aus den verschiedensten Gründen stattfindet.

Wenn das Gespräch auf das Thema "Fasten" kommt, egal in welchem Kontext, gibt es garantiert immer eine Person, die behauptet, nicht mal einen Tag ohne Essen auskommen zu können. Zum Glück hat die Natur das anders eingerichtet und unseren Körper mit der Fähigkeit ausgestattet, aus sich selbst heraus überleben zu können. Sonst hätte es für unsere jagenden und sammelnden Vorfahren wirklich schlecht ausgesehen, die sicher nicht jeden Tag Mammutbraten oder frische Heidelbeeren auftreiben konnten. Manche Fastenexperten meinen sogar, der gelegentliche Mangel an Nahrung sei gesund und natürlich. Vielmehr würden das ständige Zu-viel-Essen und die permanente Verfügbarkeit von Nahrungsmitteln gesundheitliche Probleme verursachen. Wir haben verlernt, uns ausgewogen und natürlich zu ernähren und stopfen uns mit Zucker und Fertigprodukten voll. Durch eine Fastenwoche gönnen wir unserem Organismus eine Pause von all dem und haben die Möglichkeit, unsere Konsumgewohnheiten zu überdenken und, falls nötig, zu ändern.

# Das ist Fasten:

- Ein starker Impuls, neue Wege zu beschreiten und eingefahrene Gewohnheiten zu hinterfragen und aufzubrechen
- Die Fähigkeit des Körpers, aus sich heraus zu leben.
- Ein Zustand, der jede einzelne Zelle des Organismus betrifft, aber auch Geist und Seele des fastenden Menschen mit einbezieht.
- Die freiwillige Entscheidung einer eigenständig denkenden und handelnden Person.

# Das ist Fasten nicht:

- Hungern und Fasten haben nichts miteinander zu tun. Wer hungert, hat nicht ausreichend Nahrung zur Verfügung und hat sich das meistens nicht selbst so ausgesucht.
- Fasten ist weder Entbehrung noch Mangel.

- Wer weniger isst als sonst, vegetarisch lebt, nur Mittwochs keinen Fisch isst oder Diät hält, fastet nicht. Fasten ist keine Ernährungsweise.

- Fasten ist nicht leicht und kostet Willenskraft.

- Fasten ist kein Allheilmittel und keine Wunderwaffe

- Fasten kann etwas mit Religion und Spiritualität zu tun haben, muss es aber nicht.

# Die verschiedenen Fasten-Arten

Heilfasten ist nur eine von vielen Formen des Fastens, das in sehr vielen Spielarten daherkommt. Alle diese Fasten-Arten haben sich in der Praxis bewährt.

## Heilfasten nach Buchinger

Das Heilfasten nach Buchinger oder Tee-Saft-Fasten ist die wohl bekannteste Form des Fastens und eignet sich bestens fürs selbstständige Fasten daheim. Beim Tee-Saft-Fasten nimmst Du keine feste Nahrung, sondern ausschließlich Tees, Säfte, leichte Gemüsebrühen und natürlich reichlich Wasser zu Dir. Zu dieser Form des Heilfastens gehören auch Leberwickel und Darmreinigung, sowie tägliche Bewegung und Trockenbürsten, um die Entgiftung des Körpers zu unterstützen. Wie eine komplette Fastenwoche mit Vorkur und Aufbautagen aussehen kann, erfährst Du im hinteren Abschnitt dieses Ratgebers.

## Basenfasten (die wacker-methode®)

Sabine Wacker hat diese Form des Fastens entwickelt, bei der Du Dich zehn Tage lang streng basisch ernährst. Das bedeutet konkret: Obst, Gemüse, Nüsse, Kräuter, Sprossen und hochwertige Öle. Diese Nahrungsmittel gelten als Basenbildner, während Milchprodukte, Fleisch, Getreide und viele andere Produkte im Körper sauer wirken und darum während des Fastens gemieden werden. Trinken darfst Du Wasser und verdünnte Kräutertees. Das Basenfasten lässt sich wunderbar in den Alltag integrieren und ist ein toller Einstieg in eine gesündere und vollwertige Ernährungs- und Lebensweise.

## Saftfasten

Beim Saftfasten trinkst Du täglich bis zu drei Liter frisch gepressten Obst- oder Gemüsesaft und zwischendurch reichlich Wasser. Auch Gemüsebrühen und Kräutertees sind erlaubt. Dadurch erhält Dein Körper eine Extraportion Vitamine, Mineralstoffe, Antioxidantien und viele andere wertvolle Pflanzenstoffe. Die rein flüssige Ernährung entlastet die Verdauungsorgane und Dein Körper kann all die wichtigen Nährstoffe rasch aufnehmen. Du kannst eine Saftkur leicht in deinen Alltag integrieren, solltest jedoch nicht länger als drei Wochen fasten. Ideal sind etwa 5 – 7 Tage.

## Suppenfasten

Das Suppenfasten stellt eine besonders schonende Fastenform dar und eignet sich besonders für Menschen mit empfindlicher Verdauung oder sehr zierliche, zu Untergewicht neigende Personen. Wie schon beim Saftfasten verzichtest Du auf feste Nahrung und nimmst fast ausschließlich pürierte Gemüsesuppen zu Dir. So hast Du drei warme Mahlzeiten am Tag, fühlst Dich leistungsfähig und kannst trotzdem Deinen Körper entschlacken. Wie schon das Saftfasten gehört das Suppenfasten zu den von dem Ernährungs- wissenschaftler Ralf Moll entwickelten typgerechten Fastenformen.

# Schleimfasten

Das Schleimfasten klingt zunächst nicht sehr appetitlich, doch dahinter verbirgt sich eine besonders magenschonende Fastenform, bei der Du Dich mehrere Tage lang von Reis-, Hafer-, Dinkel- oder Leinsamenschleim ernährst. Im Gegensatz zu anderen Fastenkuren nimmst Du beim Schleimfasten viele Kohlenhydrate und Eiweiße auf, so dass der Körper keinen Mangel leidet und kaum Muskelmasse abbaut. Haferschleim zwar äußerst nahrhaft, besticht aber nicht gerade durch einen guten Geschmack. Wenn Dir das nichts ausmacht, kannst Du diese Fastenform ausprobieren. Schleimgerichte eignen sich auch hervorragend als Einstieg in eine Heilfastenkur.

# F.X.-Mayr-Kur

Die Fastenkur nach F.X. Mayr dient weniger dem Gewichtsverlust als vielmehr der Entschlackung des Körpers, der Darmsanierung und dadurch einer verbesserten Gesundheit. Sie sollte mindestens drei Wochen dauern und wird daher am besten als stationäre Kur in einer Fastenklinik durchgeführt. Sie beginnt klassisch mit einer Darmreinigung, leichter Kost und Tee. Während der eigentlichen Kur gibt es abhängig von der gewünschten Intensität Tee, Milch und trockenes Brot oder leichte Schonkost. Wichtiger Bestandteil dieser Fastenform ist das intensive Kauen der Nahrung.

# Intermittierendes Fasten (auch: Intervallfasten)

Beim Intervallfasten (das streng genommen eine Ernährungs- und keine Fastenform ist) wird, einem bestimmten Rhythmus folgend, zwischen Zeiten des Fastens und normaler Nahrungsaufnahme hin- und hergewechselt. Bestes Beispiel ist der Fastenmonat Ramadan: Tagsüber wird gefastet, nachts darf gegessen werden. Du kannst das Prinzip ganz leicht umsetzen, indem Du zum Beispiel das Frühstück weglässt und so die natürliche Nahrungsaufnahmepause der Nacht verlängerst.

# Wer darf überhaupt fasten?

Grundsätzlich betrachtet darfst Du selbstständig zu Hause fasten, wenn Du Dich gesundheitlich und geistig dazu in der Lage fühlst. Wenn Du möchtest, dass die Fastenkur ein voller Erfolg wird und Dir Gesundheit und Wohlbefinden verleiht, solltest Du zunächst mit Deinem Hausarzt oder – noch besser! – einem ausgebildeten Fastenarzt über Dein Vorhaben sprechen. Dein Arzt kann Dir am besten sagen, ob eine Fastenkur gerade das richtige Mittel der Wahl für Dich ist oder ob Du lieber zu einem späteren Zeitpunkt fasten solltest.

Es sei jedem Fastenwilligen empfohlen, die gesamte Kur von einem Arzt begleiten zu lassen. Das ist besonders wichtig, wenn Du noch unerfahren im Fasten bist. Mit dem Heilfasten möchtest Du schließlich Deinem Körper etwas Gutes tun, Deine Lebensqualität und Deine Gesundheit verbessern. Wenn Du also irgendwelche Zweifel oder Bedenken hast, dann warte lieber noch ein bisschen mit dem Fasten oder lass Dich ausführlich von einer fachkundigen Person beraten. Zieh auch deinen Hausarzt zu Rate, er kann am besten herausfinden, ob Dein Körper die Belastung des Fastens gerade aushalten kann.

Natürlich kannst Du Dich auch dafür entscheiden, in Eigenverantwortung zu fasten. Das ist Dein gutes Recht. Bedenke aber bitte, dass eine Fastenkur gründlich vorbereitet sein will und dass es auch zu Problemen kommen kann. Wenn Du Dich vor dem Fasten ausführlich informierst, nicht länger als eine Woche fastet und den Aufbautagen besondere Aufmerksamkeit schenkst, spricht eigentlich nichts dagegen.

Die eben genannten Punkte gelten für erwachsene, gesunde Menschen, die sich fit genug fühlen und meinen, die Belastungen einer Fastenkur aushalten zu können. Es gibt aber auch Ausnahmen, denen wir uns nun zuwenden wollen.

Wenn Du regelmäßig Medikamente einnehmen musst, solltest Du auf jeden Fall zunächst Deinen Arzt aufsuchen. Durch das Fasten werden Arzneimittel anders in den Körper aufgenommen und ihre Wirkung möglicherweise beeinflusst. Das solltest Du unbedingt abklären, denn gegebenenfalls muss die Dosierung angepasst werden werden oder aber Du solltest lieber nicht fasten. Besonders folgende Medikamentengruppen sind betroffen:

- Arzneimittel zur Entwässerung, zur Regulierung des Blutdrucks oder Blutzuckers, sowie Insulin

- Antiarrhythmika, Antirheumatika, Cortison

- Beruhigungsmittel

- Digitalis-Präparate

- Medikamente zur Behandlung von Gicht

Auch wenn Du Kreislauf-Probleme, Bluthochdruck, Gefäßerkrankungen oder eine andere Krankheit hast, solltest Du vor dem Fasten Deinen Arzt konsultieren. In diesem Fall bietet sich möglicherweise eine Fastenkur in einer speziellen Klinik an oder aber Du solltest Deiner Gesundheit zuliebe aufs Fasten verzichten.

Sollte einer der folgenden Punkte auf Dich zutreffen, darfst Du auf keinen Fall fasten:

- Du bist schwanger oder Du stillst.
- Du bist noch nicht erwachsen.
- Du bist oder warst magersüchtig oder an Bulimie erkrankt.
- Du hast starkes Übergewicht.
- Du möchtest nur fasten, um Gewicht zu verlieren.
- Du hast Diabetes Typ 1.
- Du hast Depressionen, Psychosen oder bist psychisch labil und kannst dadurch nicht selbstverantwortlich handeln. Eine stationäre Fastenkur unter psychotherapeutischer Begleitung kann allerdings positive Effekte haben.
- Du erholst Dich gerade von einer Operation oder einer Krankheit.

- Du hast nach der Lektüre dieses Buchs noch immer Zweifel oder Bedenken gegenüber dem Fasten

Heilfasten kann bei chronischen Krankheiten, Stoffwechselstörungen, Migräne, Suchterkrankungen, Allergien und anderen Erkrankungen helfen. Wenn Du eine solche Krankheit hast und Linderung durch Heilfasten suchst, solltest Du unbedingt in eine Fastenklinik gehen.

# Wann, wie und wo faste ich am besten?

## Der richtige Zeitpunkt:

Du kannst fasten, wann immer Du möchtest. Vielleicht im Frühling, wenn alles zu wachsen und zu blühen beginnt und die Welt nach Neuanfang riecht? Oder im Sommer, wenn es so warm ist, dass Du sowieso lieber trinken als essen möchtest? Manche Menschen nutzen gern die besinnliche Herbstzeit, um sich ein wenig zurückzuziehen, zu fasten und zur Ruhe zu kommen. Wenn Du schnell schwitzt und Dir immer warm ist, kannst Du auch im Winter fasten – die adventlichen Köstlichkeiten kannst Du danach umso mehr genießen.

Letztendlich bestimmst Du allein, wann der richtige Zeitpunkt gekommen ist. Du hast noch nie vorher gefastet? Dann plane Deine erste Heilfastenkur am besten in einer Zeit ein, in der Du nicht arbeiten musst und Dich von Hektik, Stress und Verpflichtungen ungestört auf Dich selbst konzentrieren kannst. Denn beim Fasten verspüren viele Menschen ein verstärktes Bedürfnis nach Ruhe und Alleinsein und dem solltest Du ohne schlechtes Gewissen nachkommen können. Außerdem wirst Du während des Fastens einfach nicht so leistungsfähig wie sonst sein, sondern dünnhäutig und weniger belastbar. Besonders wenn Du zu niedrigem Blutdruck neigst kann es sein, dass Dein Kreislauf weniger stabil und Deine Reaktionsgeschwindigkeit vermindert sein wird. Das solltest Du auch bedenken, wenn Du Dich während Deiner Fastenkur ans Steuer eines Autos setzen willst, etwa um zur Arbeit zu fahren. Wenn Dein Job es mitmacht und Du schon Erfahrung im Fasten hast, kannst Du natürlich auch im Alltag fasten. Neben den bereits genannten Einschränkungen wird es Dich womöglich auch größere Willenskraft kosten, die Fastenkur konsequent durchzuziehen. Deine Kollegen werden Mittag essen, Kuchen mitbringen, Dich auf ein Feierabendbier einladen oder Sprüche klopfen. Darauf musst Du Dich gefasst machen. Jedem Erstfaster sei daher geraten, eine Auszeit von allen Verpflichtungen zu nehmen und sich ganz aufs Fasten einzulassen.

Solltest Du beruflich für das Wohl anderer Menschen verantwortlich sein oder schwere Maschinen bedienen (z.B. als Bus- oder Taxifahrer, Kranführer, Pilot, Arzt usw.), dann lege die Fastenkur unbedingt in Deine Urlaubszeit!

## Der richtige Ort:

Auch die Frage nach dem richtigen Ort kannst nur Du selbst beantworten. Wähle eine Umgebung, an der Du Dich wohlfühlst, Du genug Ruhe und Rückzugsmöglichkeiten hast und Du einfach Du selbst sein kannst. Das kann natürlich Dein Zuhause sein, aber auch eine Ferienwohnung am Meer, das Haus von Freunden oder Verwandten oder eine Hütte in den Bergen. Such Dir einen Platz, an dem Du Dich geborgen fühlst, Du Dich bewegen, aber auch faulenzen kannst. Viele Fastende verspüren das Bedürfnis, sich einzuigeln und mit sich selbst und ihren Gedanken allein zu sein.

Höchstwahrscheinlich wird es Dir ebenso gehen, also solltest Du schon vorher sicherstellen, dass Du diesem Wunsch wirst nachgeben können.

Wenn Du zum ersten Mal fastest, Du Deine gewohnte Umgebung nicht verlassen und nicht viel Geld ausgeben willst und Deine Lebensumstände es zulassen, solltest Du zu Hause fasten. Natürlich lauern hier Versuchungen und Gewohnheiten, aber die kannst Du minimieren. Und Fasten ist nun mal eine Herausforderung – wer hat gesagt, dass es ganz einfach wird?

Wenn Du es Dir so bequem wie möglich machen möchtest und auch das nötige Kleingeld hast, ist ein Aufenthalt in einem Fastenhotel vielleicht die richtige Wahl für Dich. Es gibt ganz verschiedene Angebote mit verschiedenen Fastenmethoden, Du musst Dich um nichts kümmern, kannst verschiedene Wellness- und Sportangebote nutzen und Dich ganz dem Fasten widmen. Die meisten Fastenhotels befinden sich noch dazu in einer tollen Landschaft – am Meer, einem See oder in den Bergen, und Du kannst Kraft aus der Natur schöpfen. Neben Fastenhotels gibt es auch viele andere Fastenangebote, etwa im Kloster oder beim Wandern.

Bitte beachte, dass Du nur dann im Hotel oder zu Hause fasten solltest, wenn Du gesund bist und keine Vorerkrankungen oder sonstige gesundheitliche Probleme hast. Sollte dies der Fall sein, bist Du in einer Fastenklinik gut aufgehoben. So eine stationäre Heilfastenkur in einer Spezialklinik dauert länger als ein Wellnessurlaub im Hotel.

## Allein oder mit Gleichgesinnten?

Um eine Fastenkur allein zu organisieren und durchzuhalten, brauchst Du viel Selbstdisziplin. Da ist es gut, wenn Du einen Ansprechpartner hast, an den Du Dich jederzeit mit Fragen oder Problemen wenden kannst. Das kann zum Beispiel ein ausgebildeter Fastenleiter sein oder auch ein Freund mit Fastenerfahrung. Einfach jemand, der Dich versteht und unterstützt und dem Du vertraust.

Einfacher fastet es sich in der Gruppe, besonders dann, wenn es Dein erstes Mal ist. Tu Dich mit Gleichgesinnten zusammen und gründe eine Fastengemeinschaft. Ihr könnt auch einen Fastenleiter anheuern, der euch berät und während des Fastens begleitet. Wichtig ist, dass ihr euch regelmäßig, am besten täglich, trefft, um Erfahrungen auszutauschen und euch gegenseitig zu helfen. Gemeinsames Fasten kann die zwischenmenschlichen Beziehungen stärken und Freundschaften wachsen lassen.

## Fasten in einer Partnerschaft

Ähnliche Erfahrungen wirst Du machen, wenn Du zusammen mit deiner Partnerin oder Deinem Partner fastest. Das gemeinsame Erlebnis, die gegenseitige Unterstützung und ein intensives Auseinandersetzen mit sich selbst und dem Anderen kann die Beziehung zweier Menschen noch enger werden lassen. Dabei sollte jeder dem anderen die Möglichkeit gewähren, sich zurückziehen zu können.

Schwieriger wird es, wenn nur Du fastest, nicht aber Deine Partnerin oder Dein Partner, oder umgekehrt. Deine Fastenkur wird euren gewohnten Alltag unterbrechen. Ohne das Verständnis und die Unterstützung des nicht fastenden Partners kann es Dir schwer fallen, die nötige Motivation aufzubringen. Darum ist es wichtig, dass Ihr Euch gemeinsam informiert, indem Ihr zum Beispiel diesen Ratgeber lest und mit Bekannten und Freunden sprecht, die schon einmal gefastet haben. Vielleicht können sie wertvolle Erfahrungen mit Euch teilen? Sprecht offen über das Thema, eure Erwartungen und Ängste. Und was gibt es sonst noch zu klären, wenn nur einer fasten will?

- Legt in einem Gespräch fest, wann die Fastenkur beginnt und endet, wie die gemeinsame Freizeit in diesen Tagen gestaltet werden soll und auch, wie und wo der essende Partner seine Mahlzeiten einnehmen wird. Es ist wichtig, alle möglichen Streitpunkte vorher aus dem Weg zu räumen, damit das Fasten für Euch beide zu einer tollen und bereichernden Erfahrung werden kann.

- Während Du fastest, brauchst Du mehr Rückzugsmöglichkeiten und auch mehr Ruhe als sonst. Bitte Deinen Partner um Verständnis.

- Möglicherweise kann sich Deine Libido verändern. Manche fastende Menschen haben keinerlei Lust auf Sex, andere mehr als sonst. Falls Du oder Deine Partnerin die Pille einnimmt, solltet ihr zusätzlich verhüten, da die Wirksamkeit des Medikaments während des Fastens nicht gewährleistet ist. Für Paare mit Kinderwunsch ist es vielleicht interessant zu wissen, dass sich die Fruchtbarkeit durchs Fasten verbessern kann.

- Da sich Deine Schlafgewohnheiten durch das Fasten verändern können, sind getrennte Schlafzimmer empfehlenswert. So störst Du in wachen Stunden Deinen Partner nicht.

- Fasten verändert Deinen Körpergeruch. Bereite Deinen Partner darauf vor. Gleichzeitig solltest Du Rücksicht nehmen und Dich besonders gründlich pflegen.

- Es kann vorkommen, dass Du gereizter bist als sonst oder Stimmungsschwankungen hast. Das ist ganz normal und geht auch wieder vorbei. Der nicht fastende Partner sollte sich darauf vorbereiten und Verständnis aufbringen.

- Ein wichtiger Punkt ist Rücksichtnahme des nicht fastenden Partners. Er sollte Dich nicht in Versuchung führen, auch nicht zum Spaß. Indem er vor Dir weder isst noch Alkohol trinkt oder gar raucht, respektiert er Dein Fasten. Gleichzeitig ist es auch für ihn eine gute Gelegenheit, die eigenen Gewohnheiten einmal zu überdenken.

# Was passiert beim Fasten im Körper und was ist daran gesund?

## Anpassung des Stoffwechsels

Bevor wir uns der Fastenwoche zuwenden werden, wollen wir kurz betrachten, was eigentlich in Deinem Körper passiert, wenn Du fastest, und warum sich das so gut anfühlt.

Sobald Du wenig oder nichts mehr isst, stellt sich Dein Stoffwechsel auf den Mangel ein. Zunächst werden letzte Zuckerreserven aufgebraucht, die in Form von Glykogen in der Leber und den Muskeln eingelagert sind. Diese sind nach etwa 24 Stunden aber auch alle. Dein Körper benötigt natürlich weiterhin Energie. Zum Glück hat er für eben solche Hungerphasen vorgesorgt und Vorräte angelegt. Das sind nicht nur die Fettpölsterchen, sondern auch Deine Muskeln, die nun als Eiweißlieferant dienen. Zu Beginn verlierst Du rund 50 g Muskelmasse, nach ein paar Tagen etwas weniger. Das ist nicht weiter tragisch und Du kannst mit leichtem Training und Bewegung dem Abbau entgegenwirken. Auch die Aufnahme von Kohlenhydraten aus Fruchtsäften und Protein aus Molke o.ä. im Rahmen der Fastenkur wirkt vorbeugend. In der Naturheilkunde wird ein leichter Proteinabbau sogar als begrüßenswert angesehen und mit der Linderung zahlreicher Gesundheitsprobleme, wie Allergien oder entzündlicher Gelenkerkrankungen in Verbindung gebracht. Nur wer extrem lange und streng fastet riskiert, dass der Herzmuskel abgebaut wird – und dann wird es gefährlich.

Während des Fastens läuft Dein Organismus auf Sparflamme und verbraucht bis zu 25 % weniger Energie. Das Herz schlägt langsamer und der Blutdruck sinkt, darum haben manche Fastende Kreislaufprobleme und frieren schneller. Nur an der Versorgung des Gehirns wird nicht gespart. Das hat die Evolution extra so eingerichtet, denn nur mit einem wachen Verstand kann man wieder Beute machen und den Hunger beenden. Normalerweise verlangt das Gehirn nach Glukose (Traubenzucker), die in allen zucker- und kohlenhydrathaltigen Lebensmitteln enthalten ist. Wenn es den nicht mehr bekommen kann, funktioniert es ersatzweise auch mit Keto(n)körpern, die beim Abbau von Fettsäuren in der Leber entstehen. Diesen Zustand bezeichnet man als Ketose. Auch wenn Du ausschließlich auf Kohlenhydrate verzichtest, etwa bei der Atkins-Diät, bezieht Dein Gehirn Energie über Ketonkörper. Dazu zählt übrigens auch das Aceton, welches den typischen Fastengeruch hervorruft.

Die Anpassung des Stoffwechsels ist eine beachtliche Leistung unseres Körpers – und der pure Stress. Der Nahrungsentzug bewirkt eine vermehrte Ausschüttung der Hormone Adrenalin und Cortisol. Darum wirst Du Dich in den ersten Fastentagen möglicherweise unwohl, nervös, gereizt oder sogar aggressiv fühlen und Schlafprobleme haben. Keine Sorge, diese Gefühle lassen schnell nach, denn Dein Gehirn beginnt vermehrt, das stimmungsaufhellende Serotonin zu bilden. Da während des Fastens deutlich weniger serotoninabbauende Proteine am Werk sind, wirst Du Dich besonders gut fühlen. Dieser Effekt wird durch Antidepressiva künstlich herbeigeführt und ist vermutlich einer der Gründe, warum Fasten Depressionen verbessern kann.

Während des Fastens leisten Deine Leber und Deine Nieren übrigens Schwerstarbeit. Im Fettgewebe zwischengelagerte Schadstoffe werden wieder ins Blut freigesetzt und müssen beseitigt werden. Das passiert besonders bei Menschen, die viel Alkohol trinken oder häufig Kontakt mit Umweltgiften haben und deren Entgiftungsorgane mit der Menge an Giften schlicht überfordert sind. Darum sollte man während des Fastens ganz besonders viel trinken, vor allem Wasser.

Oft wird behauptet, das Fasten diene der Reinigung des Körpers von Schlacken. Damit sind "mit Mineralstoffen und Spurenelementen neutralisierte und anschließend im Organismus abgelagerte Säuren und Gifte" (Zentrum der Gesundheit) oder Abbauprodukte von Fetten und Eiweißen gemeint, die sich jedoch in einem gesunden Körper nicht ablagern, sondern über Lunge, Nieren und Darm permanent ausgeschieden werden. Der strenge Körpergeruch, den Du während des Fastens vielleicht an Dir wahrnehmen wirst, ist ebenfalls kein Hinweis auf Gifte, die ausgeschwitzt werden, sondern Nebeneffekt des veränderten Stoffwechsels.

Körperliche Veränderungen und Beschwerden

Du wirst während einer Fastenkur sicherlich einige Veränderungen an Deinem Körper wahrnehmen. Kein Wunder, schließlich befindest Du Dich in einer Art

Ausnahmezustand. Viele Menschen fasten auch, ohne irgendwelche Beschwerden zu haben oder wenn sie auftreten, dann verschwinden sie nach kurzer Zeit oder spätestens mit Ende der Fastenwoche wieder. Wenn sie gar nicht weggehen, Du Dich stark beeinträchtigt fühlst oder es Dir wirklich schlecht geht, dann geh bitte zum Arzt.

Schlafprobleme

Möglicherweise fällt es Dir während einer Fastenkur schwerer als sonst, in den Schlaf zu finden, oder Du wachst viel früher auf. Das ist ganz normal, schließlich ruhst Du Dich tagsüber mehr aus als gewöhnlich. Manche Menschen schlafen auch besser und wachen erholter auf.

Es gibt ein paar Dinge, die Du tun kannst, um Dich bewusst auf die Nachtruhe vorzubereiten. Nutze die intensive Zeit des Fastens, um dir eine Abendroutine anzugewöhnen, die Du auch später beibehältst.

- Schalte Fernseher, Laptop, Computer und Smartphone aus! Das grelle Licht hemmt nämlich die Ausschüttung des Schlafhormons Melatonin. Abgesehen davon sollte der Abend eher dazu dienen, den vergangenen Tag zu reflektieren und zu entspannen.

- Ein kurzer Abendspaziergang an der frischen Luft ist eine gute Möglichkeit, um den Tag ausklingen zu lassen und den Kopf zu entlasten. Auch eine abendliche Meditationseinheit hilft dabei, das Gedankenkarussell zu beruhigen.

- Mach es Dir mit einem Buch, ruhiger Musik oder einem Hörspiel gemütlich und trink dazu einen warmen Kräutertee. Entspannungstees mit Hopfen, Baldrian, Melisse, Johanniskraut oder Lavendel helfen Dir, die nötige Bettschwere zu erlangen.

- Besonders in den Aufbautagen nach dem Fasten können Dich Blähungen oder Bauchkrämpfe am Einschlafen hindern. Ein kalter oder warmer Leibwickel oder eine Wärmflasche kann eine beruhigende Wirkung haben. Besonders die sogenannte Prießnitz-Leibauflage hat sich bewährt: Nimm ein sauberes Leinen- oder Baumwolltuch und tauche es zu einem Drittel in kaltes Wasser. Anschließend wringst Du es aus und faltest es dreimal zusammen, so dass über der nassen Schicht zwei trockene liegen. Die feuchte Seite des

Tuchs legst Du nun auf Deinen Bauch und breitest ein trockenes Handtuch darüber.

- Öffne die Fenster in Deinem Schlafzimmer weit, denn frische Luft und Sauerstoff wirken besonders schlaffördernd. Wenn Dir zu kalt ist, hilft eine zusätzliche Kuscheldecke oder ein warmer Schlafanzug. Gegen kalte Füße helfen Wollsocken und ansteigende Fußbäder.

- Nimm die Schlaflosigkeit als gegebene Situation an und ärgere Dich nicht darüber. Nutze die zusätzliche Zeit, um zu lesen, zu schreiben, kreativ zu werden, Sport zu treiben oder einfach nachzudenken. Vielleicht sind es genau die durchwachten Nachtstunden, in denen Du wichtige Erkenntnisse erlangen und wieder zu Dir selbst finden kannst. Leg Dir Papier und Stift bereit, um solche gedanklichen Durchbrüche festzuhalten, damit sie Dir nicht abhanden kommen, falls Du dann doch einschläfst.

# Niedriger Blutdruck

Wer schon im normalen Leben einen niedrigen Blutdruck hat, der wird auch beim Fasten oft von Schwindel, Konzentrationsproblemen und Schwäche begleitet. Um Deinen Kreislauf in Schwung zu bringen, gibt es einige wirksame Methoden:

- Um morgens in Schwung zu kommen: Spring nicht gleich aus dem Bett. Setz Dich langsam auf, räkele, dehne und strecke Dich in alle Richtungen und gähne dabei herzhaft. Steh auf, geh ins Bad und wasch Dir mit kaltem Wasser die Müdigkeit aus den Augen. Das wirkt Wunder! Auch eine kurze kalte Dusche wirkt anregend, genauso wie kalte Arm- oder Beingüsse. Beginne immer an den Körperteilen, die am weitesten von der "Mitte" entfernt sind. Frische Morgenluft ist ebenfalls ein echter Wachmacher und regt zudem die Selbstreinigung der Schleimhäute an. Fünf Minuten Morgengymnastik bei geöffnetem Fenster und ein wenig Musik wirken besser als jeder Kaffee!

- Zweimal täglich kannst Du einen leichten schwarzen Tee mit ein wenig Honig darin trinken, die erste Tasse am Morgen und die zweite nach dem mittäglichen Leberwickel (was es damit auf sich hat, besprechen wir noch).

- Beweg Dich! Geh spazieren, unternimm eine kleine Radtour, mach Gymnastik oder Yoga. Aber nimm Dir nicht zu viel auf einmal vor und höre auf Deinen Körper, er wird Dir am besten sagen, wenn es genug ist.

## Eingeschränktes Sehvermögen

Wenn Du während des Fastens auf einmal verschwommen siehst, zum Beispiel beim Lesen, liegt das an einem nachlassenden Augeninnendruck. Keine Sorge, Du brauchst keine Brille, nach Ende der Fastenwoche wird sich auch Deine Sehkraft normalisieren oder sogar besser als vorher sein.

## Konzentrationsprobleme und Vergesslichkeit

Beim Fasten macht auch das Gehirn Pause. Da ist es kein Wunder, dass Du auf einmal Schwierigkeiten hast, Dich an Termine zu erinnern oder in Unterhaltungen auf einmal nach Worten suchst. Das ist ganz normal und gibt sich meist nach ein paar Tagen wieder. Bitte bedenke, dass Du nicht Autofahren solltest, wenn Du Dich nicht konzentrieren kannst.

## Trägheit

Wir alle fühlen uns mal schlapp – wichtig ist es jedoch, sich nicht gehen zu lassen. Raff Dich zu einem kleinen Spaziergang auf, vielleicht pustet die frische Luft die Flaute aus Deinem Körper. Natürlich ist es auch wichtig, sich während des Fastens auszuruhen, doch körperliche Aktivität hat genauso ihre Berechtigung und ist gerade jetzt so wichtig. Tu es einfach!

## Kopfschmerzen

Besonders zu Beginn der Fastenkur wirst Du möglicherweise Kopfschmerzen haben. Meistens ist Flüssigkeitsmangel die Ursache, Du solltest also Deine Flüssigkeitszufuhr genau im Auge behalten.

## Trockene Haut

Während des Fastens nutzt der Körper auch die Haut als Ausscheidungsorgan. Einerseits schwitzt Du vielleicht mehr als sonst, andererseits fühlt sich die Haut trocken an. In dieser Zeit solltest Du Dich besonders gründlich waschen. Verwende ein mildes Duschgel ohne Parfüm, um die Haut nicht zusätzlich zu reizen oder auszutrocknen. Anschließend kannst Du Deine Haut mit pflanzlichen Ölen (z.b. Kokos, Jojoba oder Macadamia) verwöhnen. Auf Kosmetikprodukte mit chemischen Zusätzen solltest Du besser verzichten, da sie die Poren verstopfen. Das gleiche gilt für desodorierende Produkte. Und dann freu Dich, denn nach dem Fasten wird Deine Haut ganz wunderbar glatt und rein sein!

## Unregelmäßige Menstruation

Selbst die Monatsblutung kann vom Fasten beeinflusst werden. Sie kann stärker oder schwächer als gewöhnlich sein, sich verschieben oder sogar ganz ausbleiben, das ist bei jeder Frau ein bisschen anders und normalisiert sich nach Ende der Fastenkur wieder. Sollte Dein Zyklus sehr unregelmäßig sein, wird er sich durch das Fasten möglicherweise wieder einpendeln. Wenn Du auf natürlich Weise verhütest, solltest Du auch während der eigentlich empfängnisfreien Tage für zusätzlichen Schutz sorgen.

## Übersäuerung

Während des Fastens steigen die Harnsäurewerte im Blut an. Bei Gichtpatienten kann dies einen Gichtanfall auslösen, darum fasten sie am besten in einer Klinik. Mit einigen Hausmitteln kannst Du Deinem Körper dabei helfen, mit den erhöhten Werten klarzukommen:

- So paradox es klingen mag: Zitronensaft schmeckt sauer, wirkt aber im Körper basisch. Du kannst während des Fastens täglich 2 – 3 Zitronen zu Dir nehmen, etwa in Form frisch ausgepressten Safts oder als Schnitz, den Du aussaugst.

- Eine der Grundregeln des Fastens: Trink keinen Alkohol! Das gilt übrigens für jeden Fastenwilligen.

- Führe besonders gründlich ab. Hilfreiche Tipps findest Du im Kapitel "Jetzt wird gefastet!".

## Effekt auf die Gesundheit

Als gesunder Mensch kann bereits eine kurze Fastenkur Deinen Körper in vielerlei Hinsicht positiv beeinflussen. Ein paar Punkte haben wir gerade schon genannt: Die Haut wird straffer und verjüngt sich geradezu, die Sehkraft verbessert sich, eine unregelmäßige Monatsblutung findet in ihren Rhythmus zurück.

Für gesunde Menschen kann Fasten eine Unterbrechung der eventuell ungesunden Ernährungsgewohnheiten bedeuten und ihnen dabei helfen, in einen gesünderen

Lebensstil zu starten. Die Fastenkur bietet Dir die Gelegenheit, Deine Konsumgewohnheiten zu überdenken und ist eine tolle Chance, um das Rauchen und andere Süchte aufzugeben.

Doch der zeitweilige Verzicht auf Nahrung kann noch ganz andere Beschwerden lindern und wird bei manchen Erkrankungen sogar als Therapie eingesetzt, dann allerdings nur unter ärztlicher Aufsicht.

Eine Fastenkur kann den Blutdruck senken. Wenn Du Bluthochdruck hast, Dich aber sonst gesund fühlst, solltest Du Dich vor dem Fasten von Deinem Hausarzt durchchecken lassen. Erwarte aber keine Wunder und sei nicht enttäuscht, wenn nach einer Woche fasten Dein Blutdruck sich noch nicht im Normalbereich befindet. Betrachte die Fastenkur lieber als Resetbutton, als Einstieg in eine gesündere Lebensweise mit einer ausgewogenen Ernährung und regelmäßiger Bewegung. Fasten senkt auch die Blutfettwerte und den Blutzucker und beugt der Entstehung von Übergewicht und Typ-2-Diabetes vor.

Während des Fastens haben Deine Verdauungsorgane Pause und werden komplett entleert. Ihre Funktion kann sich normalisieren, falls es vorher Probleme gab. Die Darmflora regeneriert sich und Dein Immunsystem wird stärker.

Eine Fastenkur kann eine positive Wirkung auf bestimmte chronische Erkrankungen haben. Dazu gehören beispielsweise rheumatoide Arthritis, Fibromyalgie, Migräne, Morbus Crohn (im Anfangsstadium) oder Neurodermitis. Auch Allergien, Arthrose, Herz-Kreislauf-Erkrankungen oder starkes

Übergewicht können durch eine Heilfastenkur gelindert werden. Das gleiche gilt auch für Suchtprobleme.

Verschiedene wissenschaftliche Studien haben gezeigt, dass eine kurze Fastenkur dabei hilft, eine Chemotherapie besser zu vertragen und ihre Wirksamkeit steigert. Es scheint, als würden die gesunden Körperzellen beim Fasten widerstandsfähiger gegenüber den Medikamenten und die Krebszellen anfälliger. Sollte sich diese bereits im Tierversuch bestätigte These auch beim Menschen bestätigen, wäre dies eine bahnbrechende Erkenntnis in der Krebstherapie.

Weiterhin hebt Fasten die Stimmung an und könnte in Zukunft etwa bei der Behandlung von Depressionen eine Rolle spielen. Wenn Du abhängig von der Jahreszeit, also zum Beispiel im Winter, eine leichte depressive Verstimmung hast, kannst Du die stimmungsaufhellende Wirkung einer Fastenkur für Dich nutzen.

Bitte bedenke: Heilfasten ist kein Wundermittel! Wenn Du eine der genannten Krankheiten hast und hoffst, durch Fasten Linderung zu erfahren, dann wende Dich bitte an eine Ärztin oder einen Arzt.

## Gewichtsabnahme

Viele Fastende hoffen, durch den Nahrungsentzug endlich diese fünf Kilo loszuwerden, die sie zu viel mit sich herumzutragen glauben. Bitte denk noch einmal daran, dass man beim Fasten natürlich etwas Gewicht verliert, dies aber nicht die Hauptmotivation zur Fastenkur sein sollte. Fasten ist keine Diät und eine hohe Gewichtsabnahme ist nicht gleichzusetzen mit Fastenerfolg! Allerdings kann so eine Fastenkur einen guten Einstieg in eine gesündere Lebensweise und vollwertige Ernährung darstellen und bei der Behandlung von Übergewicht ein durchaus wirksames Instrument sein.

Wie viel Gewicht Du während einer einwöchigen Fastenkur verlierst, kann nicht vorausgesagt werden und hängt davon ab, wie viel Du vorher wiegst, ob Du Dich während des Fastens bewegst usw. An den ersten Fastentagen wird das Gewicht etwas schneller sinken, da der Körper viel Wasser ausscheidet, doch schon bald wird sich der Verlust auf etwa 300 – 400 g am Tag einpendeln. Um einen Überblick über Dein Fasten zu gewinnen, kannst Du ein Fastenprotokoll führen, in das Du täglich Dein Gewicht einträgst und in dem Du auch weitere Beobachtungen festhalten kannst.

Natürlich wirst Du nach dem Fasten wieder zunehmen, das ist ganz normal. Ob der berüchtigte Jojo-Effekt zuschlagen wird, hängt ganz davon ab, wie Du Dich in der Zeit nach dem Fasten ernährst. Darauf gehen wir am Ende dieses Buches noch genauer ein.

Und eins ist gewiss: Auch wenn Du nur wenig abgenommen hast, so hat Dein Körper doch eine Menge Gutes durch die Fastenkur erfahren.

# Vorbereitung ist alles!

Plane Deine Fastenwoche frühzeitig! Nimm Dir Urlaub und sorge dafür, dass während des Fastens keine wichtigen Termine anfallen. Erledige wichtige Arbeiten schon in den Wochen zuvor, damit Du Dich während des Fastens ganz auf Dich konzentrieren und entspannen kannst. Nichts und niemand sollte Dich während dieser Zeit belasten, so dass Du eine unbeschwerte Fastenzeit genießen kannst.

Eine Fastenwoche, wie wir sie Dir in diesem Buch vorstellen, umfasst acht Tage und ist dadurch wunderbar für Erstfaster geeignet: Einen Entlastungstag, fünf Fastentage und zwei bis drei Aufbautage. Den Aufbautagen solltest Du genauso viel Aufmerksamkeit widmen, wie dem Fasten selbst. Am besten legst Du den Beginn des Fastens, also den Entlastungstag, auf einen Samstag. Schließlich wirst Du Dich am Anfang schlapp und wenig leistungsfähig fühlen und wahrscheinlich ein großes Bedürfnis nach Ruhe verspüren. Bis zum folgenden Donnerstag wird gefastet und am Wochenende darauf widmest Du Dich ganz dem Wiedereinstieg. Eine runde Sache!

## Die Woche vor Fastenbeginn

Um Dir den Einstieg ins Fasten zu erleichtern, solltest Du in der Woche vor Fastenbeginn bereits etwas weniger als üblich essen und dabei vor allem leichte Kost zu Dir nehmen. Dazu gehören etwa Vollkornprodukte, schonend gegartes Gemüse und Obst. Sehr eiweißreiche Lebensmittel (Fleisch, Fisch, Eier) und industriell verarbeitete Produkte solltest Du nur in geringen Mengen zu Dir nehmen. Widerstehe dem Impuls, Dir jetzt nochmal so richtig den Bauch vollzuschlagen, damit tust Du Dir nämlich keinen Gefallen. Achte dafür schon jetzt darauf, ausreichend zu trinken.

Trinkst Du viel Kaffee? Dann verzichte schon einige Tage vor Fastenbeginn darauf, damit Du Dich während der Fastenwoche nicht mit Kopfschmerzen herumplagen musst. Am besten fährst Du auch den Konsum von Nikotin, Alkohol und Zucker herunter, um spätestens am Entlastungstag dann ganz darauf zu verzichten.

Wenn es Dir nicht gelingt, alle leichtverderblichen Lebensmittel in der Woche vor dem Fasten aufzubrauchen, kannst Du sie an Deine Nachbarn verschenken oder in einer Foodsharing-Gruppe weitergeben. Alle anderen Produkte räumst Du am besten in einen Schrank, schließt ihn ab und vertraust den Schlüssel einem Freund an. So kannst Du gar nicht erst in Versuchung geraten.

Am besten bereitest Du schon jetzt die Gemüsebrühe zu, die Du an jedem Fastentag löffeln wirst. Tütensuppe kommt als Ersatz nicht in Frage, sie enthält zu viele ungesunde Zusatzstoffe und dafür kaum Vitamine und Mineralstoffe. Abgesehen davon schmeckt eine selbstgekochte Brühe viel besser und beim Fasten geht es schließlich auch darum, Genuss und Nahrung neu zu erleben. Also, raff Dich auf und koch Dir ein leckeres Fastensüppchen! Am Ende dieses Kapitels findest Du einen Rezeptvorschlag.

## Der Entlastungstag

Bei einer kurzen Fastenzeit reicht ein Entlastungstag, um Körper und Geist auf die kommende Ernährungssituation einzustimmen. Dieser Tag ist noch kein Fastentag aber auch kein Alltag mehr. Heute sollten keine unerledigten Aufgaben mehr in Deinem Kopf umherschwirren und alle Besorgungen erledigt sein. Nun kannst Du Dich entspannen und mental auf das Fasten vorbereiten.

Spätestens jetzt ist der Zeitpunkt gekommen, um auf Nikotin, Koffein, Alkohol und Zucker zu verzichten. Dafür stehen Vollkornprodukte, schonend gegartes Gemüse, knackiges Obst, Nüsse, Samen und Joghurt auf dem Speiseplan. Beachte bei der Zusammenstellung Deiner Mahlzeiten, dass diese reich an Kohlenhydraten, eiweiß- und fettarm sind und Du am gesamten Tag nur um die 600 kcal zu Dir nimmst.

Die folgenden Diätvorschläge stellen eine etwas radikalere Form der Ernährung dar, sind aber ebenfalls gut für den Entlastungstag geeignet:

**Obsttag** – Über den Tag verteilt isst Du 1,5 bis 2 kg frisches Obst. Alle Arten Früchte sind erlaubt, aber bitte iss nicht zu viele Bananen, denn die stopfen. Du kannst

44

das Obst auch einfach in den Mixer werfen und als Smoothie genießen. So ein Obsttag ist ein echter Vitaminkick!

**Reistag** – Wenn Du einen empfindlichen Magen hast, tut Dir ein Reistag gut. Zum Frühstück, Mittag und Abendessen kochst Du jeweils 50 g Vollkornreis in reichlich ungesalzenem Wasser. Den mischst Du, ganz nach Geschmack, mit gedünsteten Äpfeln, Apfelmus oder Kompott (ohne Zucker!) oder mit gedünsteten Tomaten und frisch gehackten Kräutern.

**Rohkosttag** – Zum Frühstück gibt es Birchermüsli oder eine gemischte Obstplatte, mittags und abends frisches Gemüse in Salatform: Verschiedene Blattsalate, geraspelte Möhren, Radieschen, Sauerkraut, eine Tomate, rote Beete, usw. Dazu mischst Du aus Öl, Essig, Kräutern und Gewürzen ein leckeres Dressing.

Am **Entlastungstag** ist es besonders wichtig, viel zu trinken, am besten etwa 3 – 4 Liter. Erlaubt sind Wasser, ungesüßte Früchte- und Kräutertees und naturbelassene Säfte, nicht aber koffeinhaltige Getränke, Softdrinks oder Alkohol.

Übrigens: Du kannst auch im Alltag ab und zu einen Entlastungstag einlegen, zum Beispiel nach Feiertagen, an denen traditionell sehr üppig gegessen wird oder auch einfach so.

# Ein paar Tipps zur Einstimmung:

- Heute ist Entspannung angesagt. Du hast Urlaub! Tu alles was dir hilft, den Alltagsstress hinter Dir zu lassen: Ausschlafen, Spazieren gehen, ein heißes Bad nehmen, den Tag auf dem Sofa verbringen... Mit einem entspannten Körper und einem ruhigen Geist wird Dir die Umstellung in die ruhigen Fastentage wesentlich leichter fallen.

- Iss nur so viel, bis Du satt bist. Im Fastenplan im nächsten Kapitel findest Du einige Ideen für Frühstück, Mittag und Abendessen am Einstiegstag. Außerdem hat sich ein Löffel gequollener Leinsamen zu jeder Mahlzeit bewährt, sie unterstützen die Darmreinigung und halten den Blutzucker stabil.

- Beginne ein Fastenprotokoll oder -tagebuch zu führen. Halte darin nicht nur Dein Gewicht und sonstige körperliche Beobachtungen fest, sondern auch was Dir sonst so durch den Kopf geht.

# Das brauchst Du fürs Fasten:

- eine Wärmflasche
- etwas wärmere Kleidung als gewöhnlich
- dicke Wollsocken und gemütlicher Pulli (wenn Du leicht frierst)
- ausreichend Unterwäsche (am besten aus Baumwolle), weil Du mehr schwitzen wirst
- eine Trockenbürste oder ein Sisal-/Luffa-Handschuh
- ein kleines Leinenhandtuch oder einen Waschlappen
- eine Personenwaage
- Sportbekleidung und entsprechende Schuhe
- Thermoskanne für warmen Tee
- Einlaufgerät (gibt's in der Apotheke oder im Sanitätshaus)
- naturkosmetisches / biologisches Hautöl, das Du verträgst

# Für fünf Tage Heilfasten brauchst Du außerdem:

- mindestens 10 Flaschen stilles Mineralwasser mit niedrigem Natriumgehalt (unter 100 mg pro Liter), es sei denn, Dein Leitungswasser ist von besonders guter Qualität

- verschiedene Kräutertees ganz nach Deinem Geschmack. Empfehlenswert sind Kamille, Pfefferminze, Fenchel-Anis-Kümmel, Malve oder Melisse, sowie guter Schwarztee (bei Bedarf). Lose Tees sind besser als Teebeutel. Wachsen einige dieser Pflanzen in Deinem Garten oder auf dem Balkon? Umso besser, dann kannst Du sie jeden Tag frisch pflücken!

- grobkristallines Glaubersalz aus der Apotheke. Ist es Dir zu bitter, eignet sich auch F.X.-Passagesalz, das hat die gleiche Wirkung.

- Pro Fastentag jeweils 250 ml Obst- und Gemüsesaft, naturtrüb und ohne Zuckerzusatz. Den kaufst Du am besten im Bioladen oder im Reformhaus. Wenn Du eine Saftpresse besitzt, besorgst Du die entsprechende Menge an Obst und Gemüse.

- 1 kleine Flasche Sauerkrautsaft
- 1 unbehandelte Zitrone aus biologischem Anbau pro Fastentag
- reinen Blütenhonig (ca. 1 TL pro Tag)
- etwas Ingwer
- verschiedene Gemüsesorten für die Zubereitung frischer Brühen (z.b. Tomaten, Sellerie, Möhren oder Kartoffeln) oder wenn's gar nicht anders geht ein salzarmes Gemüsebrühpulver ohne Glutamat aus dem Reformhaus
- Haferflocken oder Leinsamen (für Schleim bei empfindlichem Magen)
- Molke oder Buttermilch

# Grundrezept basische Gemüsebrühe (für 3 Liter)

## Zutaten:

- 3 Liter Wasser
- 3 kg buntes Gemüse der Saison (Kartoffeln, Möhren, Sellerie, Tomaten, Zucchini, Knollenfenchel, Kürbis, Brokkoli usw.)
- Gewürze nach Geschmack: Lorbeer, Muskat, etwas Salz und Pfeffer
- Frische Kräuter: Dill, Petersilie, Basilikum, Rosmarin, Majoran
- 1 Prise Salz
- 1 TL Hefeflocken

## Zubereitung:

- Gemüse gut waschen und in kleine Würfel schneiden

- Wasser aufkochen, Gemüsewürfel hinzugeben und zugedeckt etwa 15 bis 20 min köcheln lassen
- Suppe durch ein feines Sieb streichen und mit gehackten Kräutern und Salz abschmecken
- Vor dem Servieren mit Petersilie und Hefeflocken bestreuen
- Diese Suppe hält sich im Kühlschrank etwa eine Woche und kann auch gut portionsweise eingefroren werden. Du kannst einen großen Topf für Deine gesamte Fastenkur kochen oder mehrere Suppen mit unterschiedlichen Gemüsen vorbereiten. Die fertige Brühe wird warm oder kalt gelöffelt.

Nun ist es soweit. Die Fastenwoche beginnt. Du hast Dich gut vorbereitet, alles ist da, Du musst nichts mehr erledigen und Dir um nichts Gedanken machen. Auch wenn es nicht immer leicht wird, ein paar Tage ohne Essen werden Dich nicht aus der Bahn werfen, sondern Dich stärker und reifer werden lassen. Freu Dich auf die intensive Zeit, die Du Dir und Deinem Körper schenkst und auf das gute Gefühl, wenn Du durchgehalten hast.

# Jetzt wird gefastet!

## Die Grundregeln des Fastens nach Buchinger:

1. Auf ausreichend Flüssigkeitszufuhr achten: An den Fastentagen solltest Du mindestens (!) 2,5 l trinken (ungesüßten Tee und stilles Mineralwasser)

2. Alles weglassen, was nicht lebensnotwendig ist: Alkohol, Zigaretten und entbehrliche Medikamente schaden dem Körper nur und stören beim Fasten. Du schaffst es auch ohne Entwässerungstabletten und Appetitzügler!

3. Nicht mehr als 500 kcal in Form von Säften, Honig oder Gemüsebrühen aufnehmen: Die restliche Energie wird Dein Körper aus sich selbst gewinnen.

4. Ausscheidungen fördern: Jeden zweiten Tag einen Einlauf machen, durch ausreichendes Trinken die Nieren durchspülen, tief Atmen, schwitzen und die Haut pflegen.

5. Den Alltag hinter sich lassen: Nutze die Fastenzeit zur Entschleunigung und genieße die Freiheit und den Luxus der Unerreichbarkeit: Hör auf Dich von Internet und Fernseher passiv berieseln zu lassen und scheue Dich nicht länger vor der Begegnung mit Dir selbst.

## Ernährung

An den Fastentagen gibt es ausschließlich flüssige Nahrung, sprich Obst- und Gemüsesäfte, ungesüßte Früchte- und Kräutertees, Brühen und natürlich Wasser. Diese ersetzen Deine Mahlzeiten, darum solltest Du dem richtigen Trinken besondere Aufmerksamkeit widmen. Stürze die Getränke nicht einfach hinunter, sondern trinke langsam und schluckweise. Jeder Schluck wird "gekaut", also leicht im Mund hin und her bewegt, bis er Körpertemperatur angenommen hat. Nimm ganz bewusst den Geschmack war und lass Dir Zeit.

Reine Obst- und Gemüsesäfte werden nicht pur getrunken sondern 1:1 mit Wasser verdünnt. Wenn Du Säfte generell nicht gut verträgst, gibst Du noch einen TL Leinsamen dazu. Diese enthalten Schleimstoffe, welche die Fruchtsäuren binden.

Softdrinks, alkoholische Getränke und sogenannte Fruchtsaftgetränke aus Konzentrat sind keine Fastengetränke! Sie lassen den Blutzuckerspiegel rasch ansteigen und enthalten jede Menge Kalorien. Und auf Alkohol solltest Du während des Fastens sowieso verzichten, um die Leber zu entlasten.

So könnte die Ernährung an einem Fastentag aussehen:

Morgens: 2 Tassen (1/4 l) Kräutertee (z.B. Kamille) oder die gleiche Menge heißes Zitronenwasser (ungesüßt natürlich).

**Vormittags**: Reichlich (Mineral-)Wasser, über den Durst hinaus trinken. Ab und zu einen Zitronenschnitz aussaugen.

**Mittags**: 1/4 l Gemüsebrühe (heiß oder kalt), am besten selbst zubereitet, oder die gleiche Menge stark verdünnten Gemüsesaft.

**Nachmittags**: 2 Tassen Früchtetee mit Zitrone und 1/2 TL Honig, wenn Du magst.

**Abends**: 1/4 l verdünnter Obstsaft oder die gleiche Menge Gemüsesaft oder -brühe, heiß oder kalt.

## Darmreinigung

Ohne eine Darmreinigung macht das Fasten nur wenig Sinn. Am ersten Fastentag ist es wichtig, den Darm vollständig zu entleeren. Wenn Du auch im normalen Leben regelmäßigen Stuhlgang hast, kannst Du auf natürliche Abführmittel zurückgreifen: Am Morgen des ersten Fastentags trinkst Du einfach ca. 125 ml Sauerkrautsaft, Molke oder Buttermilch auf nüchtern Magen.

Neigst Du jedoch eher zu Verstopfung, braucht Dein Darm ein bisschen mehr Unterstützung. Darum wird zum Fasteneinstieg oft Glaubersalz empfohlen, das ist ein äußerst bitter schmeckendes Salz, das eine stark abführende Wirkung hat. Bist Du normalgewichtig, löst Du 30 g Glaubersalz in 400 ml kochendem Wasser auf.

Übergewichtige Menschen nehmen 40 g und solche mit einem besonders aktiven Darm nur 20 g. Anschließend fügst Du weitere 350 ml kaltes Wasser hinzu. Ein Spritzer Zitronensaft kann den Geschmack der Lösung ein wenig verbessern, die innerhalb von 15 Minuten schluckweise getrunken wird. Vorher, zwischendurch und hinterher kannst Du etwas Pfefferminztee trinken, damit der bittere Salzgeschmack nicht zu unangenehm wird. Nach etwa ein bis drei Stunden setzt die Wirkung des Glaubersalzes in Form von mehreren durchfallartigen Darmentleerungen ein. Darum solltest Du am ersten Fastentag nichts unternehmen, sondern in der Nähe einer Toilette bleiben. Glaubersalz sollte nur am ersten Fastentag verwendet werden, sonst wird der Darm immer wieder aufs neue durcheinander gebracht. Ein Einlauf ist bei gleicher Wirkung wesentlich schonender.

Bei Bauchschmerzen legst Du Dich am besten mit einer Wärmflasche ins Bett. Halte auch Deine Füße immer schön warm und denk daran, reichlich zu trinken, um den Flüssigkeitsverlust auszugleichen.

Wenn Dein Magen oder Darm sehr empfindlich ist und Du häufiger mit Verdauungsproblemen und Bauchschmerzen zu tun hast, dann verzichte lieber auf Glaubersalz und mach stattdessen alle zwei Tage einen Einlauf mit körperwarmem Wasser. Damit kannst Du auch störende Hungergefühle und Kopfschmerzen bekämpfen und wesentlich entspannter fasten.

Ist es Dir, aus welchen Gründen auch immer, nicht möglich, an Dir selbst eine Darmspülung durchzuführen, dann greife auf bewährte Hausmittel wie Sauerkrautsaft oder Molke zurück. Auf keinen Fall solltest Du künstliche Abführmittel oder Entwässerungstabletten einnehmen!

## Leberwickel

Beim Fasten vollbringt Deine Leber Höchstleistungen. Mit einem warmen Wickel wird ihre Durchblutung verbessert und die Entgiftung des Körpers unterstützt. Gleichzeitig kannst Du Dich herrlich entspannen und wirst möglicherweise sofort einschlafen. Darum ist der Leberwickel wichtiges Bestandteil des Mittagsschläfchens in der Fastenwoche.

Du brauchst:

- ein kleines und ein großes Handtuch
- eine Wärmflasche
- eine warme und kuschlige Decke
- Wollsocken

Die Decke breitest Du auf Deinem Bett aus und legst das große Handtuch darauf. Fülle die Wärmflasche mit heißem Wasser und lass überschüssige Luft hinaus. Das kleine Handtuch tauchst Du ebenfalls in warmes Wasser und wringst es locker aus. Dann ziehst Du Dich aus und die Wollsocken an und legst Dich ins Bett. Falte das nasse Handtuch einmal und lege es auf die Leberregion (etwas unterhalb des rechten Rippenbogens). Die Wärmflasche kommt obendrauf. Dann wickelst Du das große, trockene Handtuch möglichst luftdicht um die Auflage und hüllst Dich zum Schluss in die Decke. In dieser gemütlichen Verpackung wirst Du einen unglaublich entspannenden Mittagsschlaf erleben! Versuche, mindestens eine halbe Stunde zu schlafen und nach dem Aufwachen eine weitere halbe Stunde zu ruhen. Übrigens ist so ein heißer Wickel auch bei Bauchkrämpfen und anderen Schmerzen eine wahre Wohltat.

## Trockenbürsten

Während des Fastens nutzt der Körper auch die Haut als Entgiftungsorgan. In dem wir sie ausgiebig bürsten, kurbeln wir die Durchblutung an, entfernen abgestorbene Partikel und Schmutz. Verstopfte Poren öffnen sich und die Haut wirkt rosig und jung. Indem Du Deinem Körper Zeit und Aufmerksamkeit schenkst, wirst Du Dich gleich viel wohler darin fühlen.

Am besten bürstest oder rubbelst Du Deinen Körper jeden Morgen nach dem Aufstehen 5 bis 10 Minuten lang mit einer nicht zu weichen Bürste, einem Bürstenhandschuh oder einem rauen Handtuch ab. So wirst Du munter und Dein Kreislauf kommt in Schwung.

Zuerst widmest Du Dich den Beinen: Beginne am rechten Fuß und reibe in langen, kräftigen Zügen immer Richtung Rumpf erst außen und dann innen am Bein entlang. An Oberschenkel und Po sind auch kreisende Bewegungen erlaubt. Mit dem linken Bein verfährst Du genauso: Von unten nach oben und von außen nach innen massieren. Dann geht es bei den Armen weiter. Von den Fingerspitzen zum Körper hin bürstest Du erst die Außen- und dann die Innenseite beider Arme. Brust,

Bauch, Nacken und Rücken können auch kreisförmig massiert werden.

Anschließend verwöhnst Du Deine Haut mit einem hochwertigen Öl oder einer Creme ohne chemische Zusätze. Verletzte, kranke oder entzündete Haut darf nicht gebürstet werden.

## Durchhalten!

Eine Fastenwoche ist kein Ponyhof! Nicht nur Dein Körper entgiftet sich, sondern auch die Seele. Du wirst möglicherweise Albträume haben, schlechter Stimmung sein und nicht immer nur in Harmonie schwelgen. Hab keine Angst davor, das ist ganz normal. Wichtig ist, dass Du schlechte Träume und Launen nicht verdrängst, sondern zulässt und Dich mit ihnen auseinandersetzt. Schreibe Deine Gedanken auf oder such Dir einen Gesprächspartner – zum Beispiel in einer Fastengruppe! Du wirst merken, wie gut es Dir tut, all diesen Gedankenballast abzuwerfen, der sich im stressigen Alltag vielleicht angehäuft hat.

Wenn Dich der Hunger plagt, hilft meistens ein großes Glas Wasser oder ein Einlauf. Sollten Deine Gedanken trotzdem unaufhörlich ums Essen kreisen, hilft nur Ablenkung. Mach Yoga oder einen Spaziergang, werde kreativ oder lies ein Buch. Meide alle Situationen, in denen Du in Versuchung geraten kannst und bleib standhaft, schon bald werden diese Gefühle überwunden sein. Sieh es als Prüfung Deiner Willenskraft und stell

Dir vor, wie gut es sich anfühlen wird, wenn Du durchgehalten hast!

Obwohl es Dir nach ein, zwei Fastentagen wirklich gut geht und Du euphorisiert von dem neuen Körpergefühl bist, kommt es doch gelegentlich zu kleinen Durchhängern. Vielleicht fühlst Du Dich schlapp, träge und müde oder hast am Morgen plötzlich Schwierigkeiten aufzustehen. Das kann natürlich an einem zu niedrigen Blutdruck liegen. In dem Fall solltest Du die bereits beschriebenen Maßnahmen ergreifen. Natürlich ist es wichtig, Deinem Körper während des Fastens Ruhe zu gönnen, doch Bewegung solltest Du ebenfalls nicht unterschätzen: Raff Dich auf! Danach fühlst Du Dich besser! Auch ein Einlauf kann helfen, Hungergefühle und Unwohlsein zu vertreiben.

Bei längerem Fasten von mehr als 20 Tagen kann es auch zu einer ausgewachsenen Fastenkrise kommen: Der Fastende fühlt sich ganz plötzlich krank, als brüte er eine Grippe aus, er ist gereizt, schwermütig oder fühlt sich flau. Da helfen nur Bettruhe, viel Wärme und vielleicht ein Einlauf, sowie reichlich Tee und Wasser oder auch ein Glas Buttermilch.

# Fastenbrechen: Die Aufbautage

Du hast es geschafft: Fünf Fastentage sind um und nun darfst Du endlich das Fasten brechen! Eine wirklich tolle Leistung, doch noch ist die Fastenwoche nicht um – die Aufbautage sind nämlich mindestens genauso wichtig, wie die Fastentage selbst. Jetzt entscheidet sich der Fastenerfolg! Wer nach dem Fasten einfach wieder so isst wie vorher, tut seinem Körper überhaupt keinen Gefallen und riskiert Kreislaufschwäche, Magenkrämpfe, rapide Gewichtszunahme und hat anscheinend nichts gelernt.

Der Dichter und Nobelpreisträger George Bernard Shaw sagte einst: "Jeder Dumme kann fasten, aber nur ein Weiser kann das Fasten richtig brechen." Und tatsächlich ist es viel leichter, gar nichts zu essen, als seinen Appetit zu zügeln und eben nicht eine ganze Tafel Schokolade auf einmal zu verschlingen.

Schon am letzten Fastentag darfst Du Dich in einen (Bio-)Supermarkt oder auf den Wochenmarkt wagen und die Nahrungsmittel für den Kostaufbau besorgen. Entscheide Dich für hochwertige Produkte aus biologischem oder regionalem Anbau. Du wirst staunen, wie viel Spaß der Umgang mit Lebensmitteln auf einmal macht und welche besondere Bedeutung sie auf einmal für Dich haben werden. Den Vorschlag für eine Einkaufsliste findest Du am Ende dieses Kapitels.

Die wichtigsten Regeln für die Aufbautage sind:

- wenig essen

- vollwertig essen

- mit Genuss essen

Fleisch, Brot, Käse, Zucker, Fertiggerichte, Gebratenes oder Frittiertes solltest Du während der Aufbautage meiden, da der Körper sich erst wieder ans Verdauen gewöhnen muss. Auch auf Alkohol, Koffein und Nikotin solltest Du noch ein wenig länger verzichten, da Genussmittel jetzt eine besonders starke Wirkung auf den Körper haben.

Je länger gefastet wurde, umso mehr Aufmerksamkeit sollte man dem Kostaufbau widmen. Für unsere 5-Tage-Kur genügen zwei bis drei Aufbautage.

Übrigens musst Du während der Aufbautage nicht mehr abführen. Es kann allerdings zwei, drei Tage dauern, bis der Darm seine gewohnte Tätigkeit wieder aufgenommen hat. Eine ballaststoffreiche Ernährung unterstützt.

Wundere Dich nicht, wenn Du am Anfang rasch an Gewicht zunimmst. Der Körper lagert nämlich als Reaktion auf die veränderte Ernährungssituation vermehrt Wasser ein. Das gibt sich nach ein paar Tagen wieder. Bitte nimm jetzt keine Entwässerungstabletten ein, sondern gib Deinem Körper Zeit, sich erneut umzustellen. Außerdem solltest Du nur wenig Salz zu Dir nehmen, damit nicht mehr Wasser eingelagert wird, als unbedingt notwendig.

Auf den folgenden Seiten findest Du Beispiele für die Ernährung an den Aufbautagen. Betrachte diese als Inspiration! An dieser Stelle sei auch der Ratgeber "Richtig Essen nach dem Fasten" von Hellmut Lützner empfohlen, der Dich über die Aufbautage hinaus in einen gesunden Lebensstil begleiten kann.

Der **erste Aufbautag** beginnt wie die Fastentage zuvor, nämlich mit Kräutertee. Im Laufe des Vormittags brichst Du dann das Fasten mit einem besonders schönen Apfel, den Du am Tag zuvor ausgewählt hast. Achte darauf, dass er richtig schön reif ist und aus ökologischem Anbau stammt. Du kannst den Apfel roh essen oder kurz in etwas Wasser dünsten. Wenn Du keine Äpfel magst oder verträgst, kannst Du auch ein anderes leicht verdauliches Obst (z.B. Mango, reife Banane oder Erdbeeren) oder eine Möhre essen.

Iss den Apfel nicht mal so nebenher. Er ist Deine erste feste Nahrung seit fünf Tagen und kann ruhig ein wenig zelebriert werden. Deck den Tisch besonders hübsch und lass Dich durch nichts von Deinem Apfel ablenken. Keine Zeitung, kein Radio, kein Fernseher.

Kaue langsam und gründlich, erst wenn Du keine Stückchen mehr spürst, darfst Du den Bissen hinunterschlucken. Diese Regel solltest Du auch in Zukunft beibehalten, denn die Verdauung beginnt schon im Mund! Höre auf zu essen, sobald Du satt bist, auch wenn der Apfel noch nicht aufgegessen ist. Du wirst Dich wundern, wie wenig Du auf einmal brauchst.

Zum Mittagessen kannst Du Dir ein Gemüsesüppchen mit Kartoffeln, Möhren und Sellerie kochen, das diesmal nicht püriert werden muss. Auch hier gilt: In Ruhe essen und kauen! Übe das Essen so, als ob Du demnächst darin eine Prüfung ablegen müsstest.

Abends gibt es zum Beispiel eine fruchtige Tomatensuppe und dazu Knäckebrot oder selbstgebackenes Fastenbrot. Als Nachtisch gönnst Du Dir ein kleines Glas Buttermilch mit Leinsamen. Das Abendessen solltest Du nicht zu spät einnehmen, da Du sonst Probleme mit dem Einschlafen bekommst. Vergiss nicht, weiterhin viel zu trinken! Wie gewohnt gibt es ungesüßte Tees, Säfte und reichlich Wasser. Softdrinks & Co. sind keine Durstlöscher, sondern Süßigkeiten! Außerdem solltest Du weiterhin einen Mittagsschlaf halten, da der Körper durch die Verdauungsarbeit ermüdet.

Am **zweiten Aufbautag** kannst Du einen Joghurt mit Obst und geschroteten Leinsamen frühstücken. Dazu gibt es Tee. Als Alternative eignen sich Schrotsuppe oder Knäckebrot mit Quark.

Zum Mittag dürfen es dann Pellkartoffeln mit Salat und gedünstetem Gemüse (z.B. Möhren oder Spinat) sein. Die erste "richtige" Mahlzeit ist etwas ganz besonderes!

Für den Abend kannst Du wieder ein Gemüsesüppchen kochen oder Knäckebrot mit selbstgemachtem Kräuterquark speisen.

Besonders am zweiten Aufbautag kommt es zu einem Leistungsabfall. Es kann sein, dass Du Dich besonders müde fühlst oder frühere Beschwerden plötzlich wieder aufflackern. Gib Deinem Körper die Ruhe die er braucht, nach einigen Tagen wirst Du Dich besser fühlen.

Am **dritten Aufbautag** ist die Fastenwoche fast vorbei. Auch heute solltest Du Dir noch nicht wieder den Magen vollschlagen, sondern kleine Portionen essen. Zum Frühstück kann es ein selbstgemachtes Birchermüsli geben, zum Mittag Vollkornbrot mit Kräuterquark und einen kleinen Obstteller und abends eine bunte Rohkostplatte. Erinnere Dich daran, langsam und bewusst zu essen, gründlich zu kauen und mit dem Essen aufzuhören, sobald Du satt bist.

Spätestens heute sollte sich auch der Stuhlgang wieder normalisiert haben und "allein" funktionieren. Ist das nicht der Fall, helfen ein morgendliches Glas Buttermilch, Schlehenblütentee, Pflaumen- oder Sauerkrautsaft oder Leinsamen. Bitte verzichte auf Abführmittel in Tablettenform, denn die machen den Darm auf Dauer noch träger.

## Geschafft!

Nun beginnt Dein Weg in eine gesündere Ernährung. Du musst ja nicht alles auf einmal ändern, sondern kannst Dich Schritt für Schritt umstellen. Als kleine Erinnerung sind hier noch einmal – in Kurzfassung – die 10 Bausteine einer vollwertigen Ernährung:

1. Abwechslungsreich essen und aus der vollen Vielfalt schöpfen

2. Ausreichend (Vollkorn-)Getreideprodukte und Kartoffeln essen

64

3. Fünf Portionen Obst und Gemüse am Tag verzehren, egal ob frisch, gekocht, als Saft oder Smoothie

4. Milchprodukte dürfen täglich auf dem Speiseplan stehen, Fisch ein- oder zweimal die Woche, Fleisch und Eier werden in Maßen genossen. Weißes Fleisch ist rotem Fleisch vorzuziehen.

5. Fett, Zucker und Salz sparsam verwenden.

6. Auf die Balance achten: Eine ausgewogene Ernährung setzt sich aus 12 bis 15 % Eiweiß, 30 bis 35 % hochwertigen Fetten und 50 bis 60 % Kohlenhydraten zusammen.

7. Ausreichend trinken, am besten Wasser und ungesüßte Tees, sowie Fruchtsaftschorlen. Milch ist ein Nahrungsmittel, Kaffee und Schwarztee, Alkoholika, Softdrinks und Fruchtsaftgetränke sind nicht als Durstlöscher geeignet!

8. Hochwertige und möglichst unverarbeitete Lebensmittel einkaufen, die so frisch wie möglich sind.

9. Speisen schonend zubereiten.

10. In Ruhe und ohne Ablenkung essen. Sich Zeit lassen, gründlich kauen und auf das natürliche Sättigungsgefühl des Körpers hören.

# Schlusswort & Haftungsausschluss

Noch einmal vielen Dank, dass Du Dich für "Heilfasten" entschieden hast. Ich hoffe sehr, Du hattest eine anregende Lektüre und konntest einiges aus diesem kleinen Ratgeber mitnehmen.

Vielleicht verstehst Du nun besser, warum Menschen fasten oder hast sogar Lust bekommen, es selbst einmal zu versuchen. Nimm Dir Zeit dabei, Dein Vorhaben zu planen, informiere Dich gut und suche Dir am besten eine Fastengruppe, denn in der Geborgenheit Gleichgesinnter fastet es sich einfach am besten.

Alles Gute dabei und viel Erfolg!

Zum Schluss noch ein wichtiger Hinweis: Die in diesem Buch beschriebenen Methoden und Anleitungen stellen die Meinung der Verfasserin dar und wurden nach bestem Wissen zusammengetragen. Sie ersetzen jedoch keine medizinische Beratung! Jedem Leser steht frei, die Ratschläge auf eigene Verantwortung auszuprobieren. Für daraus resultierende Schäden wird keine Haftung übernommen.

# Urheberrechte

## Email Newsletter:

Anmeldung per Email, um über Neuerscheinungen und Gratisaktionen informiert zu werden. Bitte eine Email an:

newsletter@mira-brand.de senden.


## Gratis Ebook zum schmökern

Hier ist der Link zu einem meiner Ebooks, dass nach eintragen in meiner Emailliste gratis heruntergeladen werden kann.

http://miraebook.buch-autoren.de/